AF502443

LFS

EAUX MINERALES

FRANÇAISES

A L'EXPOSITION UNIVERSELLE

DE 1862.

PARIS. — IMPRIMÉ CHEZ BONAVENTURE ET DUCESSOIS,
55, QUAI DES GRANDS-AUGUSTINS

LES
EAUX MINERALES
FRANÇAISES
A L'EXPOSITION UNIVERSELLE
DE 1862.

BIBLIOTHÈQUE IMPÉRIALE

PARIS

AU BUREAU DE LA GAZETTE DES EAUX

7, QUAI CONTI.

1862

Si ce n'était cette bonne et lointaine
réputation dont l'origine antique se retrouve dans les substructions gallo-romaines, quelquefois même celtiques, on
pourrait, à n'en juger que par les trois
grandes expositions de 1851, 1855 et
1862, croire que les eaux minérales françaises ne sont que d'hier.

Nous les avons vainement cherchées
dans l'exhibition britannique de 1851.
On n'en a rencontré que de rares spécimens au palais de l'Industrie en 1855;
on y avait pu remarquer les eaux et les
premiers produits de la Compagnie fer-

mière de Vichy. Dans cette deuxième grande exposition, il ne s'était produit qu'un seul fait d'exhibition collective, nous voulons parler des eaux minérales de la Savoie, maintenant françaises.

Nous nous rappelons, au sujet de cette collection, que la question fut posée de savoir si les eaux minérales pouvaient faire matière exposable. Et cependant à cette époque, récente encore, l'exploitation de nos eaux minérales avait pris un développement marqué ; elle se plaçait déjà parmi les branches intéressantes de la richesse générale. Depuis lors, elle a suivi une marche ascendante ; elle tient un rang sérieux dans les préoccupations publiques, grâce aux études plus attentives du corps médical, grâce à un examen plus scrupuleux qui, depuis quelques années, refoule et amoindrit les tendances et les énonciations de l'école sceptique ; grâce aux études et aux travaux, déjà nombreux et importants, réalisés en matière de recherche et d'aménagement des sources, comme en matière d'appropriation et d'architecture thermales ; grâce aussi à l'expansion toujours croissante des moyens de locomotion·rapide.

L'exposition britannique actuelle, sous le rapport de nos richesses en hydrologie, se montre fort au-dessus de son aînée de 1855. Notre exhibition spéciale, à cet égard, tend à y composer un ensemble, un cadre complet dans lequel viennent prendre leur place respective les eaux minérales; les produits naturels ou artificiels qui en dérivent; les modèles et les plans des travaux souterrains et des édifices élevés pour leur exploitation; les appareils et engins divers de cette exploitation; enfin des ouvrages dont l'ensemble témoigne des progrès les plus récents des connaissances médicales, chimiques et mécaniques en matière d'hydrologie minérale.

Mais n'anticipons pas : avant d'apprécier, indiquons la consistance de cette exposition, qui, c'est l'avis de tous, aurait pu être mieux groupée, si plusieurs classes n'en avaient revendiqué certaines parties.

Les eaux minérales, à l'exposition de

. Londres, figurent aux classes deuxième, dixième et dix-septième.

Dans la deuxième classe, celle des produits chimiques et pharmaceutiques, se trouvent les exhibitions particulières suivantes :

N° 91. *Compagnie fermière de Vichy.*—Eaux de Vichy et sels extraits des eaux de Vichy; pastilles. Exhibition remarquable, spécimen d'une exploitation non moins remarquable, intelligemment développée.

N° 92. *Société de Saint-Galmier.* — Eaux des sources André et Badoit.

N° 93. *Bouloumié.*—Eaux et extraits ferrugineux des sources de Vittel.

N° 100. *Gertoux.*—Eau sulfureuse de Labassère.

N° 101. *Burgade.*—Eau sulfureuse de Gazost.

N° 102. *Maninat.* — Eaux sulfureuses de Nabias et de Cauterets.

Puis viennent et se font remarquer, à un point de vue plus général :

N⁰ 94. *Ville de Bagnères-de-Luchon.*—Plans des travaux architecturaux et hydrauliques des thermes actuels. (Jules François, ingénieur; Edmond Chambert, architecte).

N° 95. *Ville de Luchon et Jules François.*— Collection de roches de gisement et de produits naturels des eaux minérales (Luchon , Baréges , Cauterets, Bagnères-de-Bigorre, Campagne , Lamalou - l'Ancien , Olette (Graus d'), etc.

Les mêmes · Collection d'ouvrages et atlas sur les eaux minérales, renfermant, savoir :

— *Annales de la Société d'hydrologie médicale* de Paris.

— *Dictionnaire général des Eaux minérales.* (MM. Durand-Fardel, Le Bret, Lefort et Jules François.)

— *Les Eaux minérales des Pyrénées.* (M. Filhol.)

N° 95. *Les Pyrénées et les eaux sulfureuses de Luchon.* (MM. Lambron et Lézat.)

— *Observations médicales sur les eaux de Luchon.* (M. Pégot.)

— *Mémoire sur le traitement du scorbut* par les eaux minérales de Balaruc. (M. Le Bret.)

— *Les Eaux minérales* dans leurs rapports avec la science de l'ingénieur. (M. Jules François.)

— *Traité d'analyse chimique des eaux de Vichy.* (M. Bouquet.)

— *Chimie hydrologique.* (M. Lefort.)

— *Recherches chimiques* sur les eaux sulfureuses de Cauterets. (MM. Filhol et Réveil.)

— *La Gazette des Eaux* de 1861.(M. Germond de Lavigne, rédacteur en chef.)

— *Annuaire de la Gazette des Eaux* pour 1862.

— *Revue* d'hydrologie médicale française et étrangère, année 1861. (Docteur Aimé Robert, rédacteur en chef.)

— *Album universel* des eaux minérales. (M. Johany Berthier.)

— *Atlas* des plans des thermes de la ville de *Bagnères-de-Bigorre*. (M. Jules François, ingénieur.)

— *Atlas* des plans des thermes de *Luxeuil*. (MM. Jules François, ingénieur; Félix Grandmougin, architecte.) Dessiné et gravé par M. Auguste Garnier.

N° 96. La deuxième classe comprend, en outre, l'exhibition collective, par les propriétaires, représentés par M. J. François, des *types et variétés des eaux minérales françaises.*

Cette collection renferme, savoir:

N° 96. Quatorze sulfureuses sodiques: Amélie-les-Bains, Ax, Baréges, Cauterets, Challes, Bonnes, Gazost, Labassère, Luchon, Marlioz, Olette, la Preste, Saint-Honoré, le Vernet.

— Trois sulfureuses calciques :

Aix-les-Bains, Allevard, Enghien.

— Une chloro-sulfureuse sodique :
Uriage.

— Cinq chlorurées sodiques :

Balaruc, Bourbonne, la Bourtoule, Niederbronn, Salins.

— Quinze bicarbonatées sodiques, calciques ou ferrugineuses :

Alet, Bussang, Campagne, Châteauneuf, Condillac, Forgesles-Eaux, Lamalou, MontDore, Pongibaud, Pougues. Renaison, Saint-Alban, SaintGalmier, Vals, Vichy.

— Trois sulfatées calciques :

Bagnères-de-Bigorre, Contrexéville, Vittel.

— Une sulfatée magnésienne :
Montmirail-Vacqueiras.

Nᵒ 96. Une sulfatée et silicatée sodique :
Plombières.

— Une chloro-sulfatée manganésifère :
Luxeuil.

Ces 44 types ou variétés ont été disposés sur étagère, par classe et par ordre alphabétique. Ils résument d'une manière simple et complète les richesses hydrominérales de la France continentale.

Dans la dixième classe, on trouve les eaux minérales représentées dans la belle exposition du *ministère des travaux publics* (1251), aux nᵒˢ 19, 20 et 21, par le modèle-relief des travaux souterrains et des thermes d'*Ussat*, appartenant à l'hospice de Pamiers (J.François, ingénieur ; C. Durrieu, architecte) ; par le modèle-relief des travaux souterrains et des thermes de *Luchon* (J. François, ingénieur, et Edmond Chambert, architecte) ; et par les dessins du captage des eaux de *Plombières* (Daubrée, ingénieur en chef ; Jutier, ingénieur ordinaire.) Les modèles-reliefs d'Ussat et de Luchon sont dus au talent de M. Toussaint

Lézat, ingénieur civil. Le modèle d'Ussat est un spécimen de l'aménagement par voie de pression hydrostatique : il est destiné aux collections de l'École impériale des mines. Celui de Luchon caractérise la recherche souterraine par travaux d'allongement, de pénétration et à la fois de recoupement de la roche en place.

Dans la dix-septième classe, on retrouve les eaux minérales, tant par les expositions partielles des maisons qui fabriquent les appareils et engins balnéaires, que par une série de plans d'architecture thermale.

On y remarque, savoir :

Nº 1712. *Charrière* (J. J.). Les divers appareils diviseurs et pulvérisateurs, douches gutturales ou pharyngiennes, rangés par ordre d'invention et de modification, de MM. Deflubé, Sales-Girons, Jules François, Lambron, Corvisart et Aubry père et fils.

Nº 1715. *Sales-Girons*. Divers appareils à pulvériser les liquides médicamenteux.

Nº 1717. *Albert Fouquet*, fabricant de cuivrerie. Une collection très-remarquable des appareils balnéaires les plus divers et les plus perfectionnés, établis sur les modèles et dessins de M. Jules François. Cette collection comprend depuis la baignoire, avec remplissage supérieur et inférieur, jusqu'aux douches les plus puissantes d'eau ou de vapeur.

Les parties de chaudronnerie ont été exécutées par M. Boyer ; les articles de zinc et les belles boîtes de fumigation mobiles sont de M. Lécuyer.

Puis viennent les plans architecturaux :

Nº 1764. *Jules François, Conte-Grandchamp*, ingénieurs, et *Desbuisson*, architecte. Projet d'un vaste établissement thermal permanent, faisant station thermale d'hiver, à *Amélie-les-Bains*.

No 1765. *J. François*, ingénieur, et *C. Durrieu*, architecte. Plans graphiques des travaux de recon-
struction des bains d'*Ussat*.

Nº 1766. *Billet*, propriétaire; *J. François*,
ingénieur; *B. Pellegrini*, architecte. Plans des travaux de
l'établissement de *Marlioz* (Savoie).

No 1767. *J. François* et *Peslin*, ingénieurs;
Jules Normand, architecte. Plans
des nouveaux thermes de *Baréges* en cours d'exécution, sous
la direction de M. Peslin (pro-
jets de MM. J. François et Normand).

La partie architecturale de l'exposition
des eaux minérales est représentée en
première ligne par les plans des thermes
de Luchon (nº 94 de la deuxième classe),
qui constituent l'édifice thermal le plus
important de l'Europe et qui font le plus
grand honneur à M. l'architecte Chambert; puis, par les numéros ci-dessus,
1764 a 1767, et enfin par les albums des

plans de Bagnères-de-Bigorre et de Luxeuil (n⁰ 95 de la 2ᵉ classe).

Bagnères-de-Bigorre et Luxeuil offrent des dispositions balnéaires aussi gracieuses que complètes et tout à fait appropriées à la nature des eaux qui les alimentent.

Si l'on rapproche les plans graphiques des thermes d'Ussat (n⁰ 1765) du modèle-relief qui figure dans l'exposition spéciale du ministère des travaux publics, on a la représentation d'une œuvre complète d'une grande simplicité et d'un caractère tout particulier. C'est le type de l'administration des bains à température et à écoulement constants.

Le projet en cours d'exécution à Baréges; c'est l'architecture, c'est l'appropriation mises en rapport avec la nature de ces eaux célèbres et avec les conditions toutes spéciales du climat de Baréges.

Marlioz; c'est la ravissante bonbonnière thermale où tout a un caractère nouveau. Aidés par l'intelligence du propriétaire, l'ingénieur et l'architecte ont su, avec des ressources modérées en eau minérale, y constituer une exploitation importante, en y groupant avec harmonie la buvette à température facultative, l'inhalation sulfureuse tempérée et la douche gutturale ou pharyngienne, à température et à pression variables.

Quant au projet de station permanente d'Amélie-les-Bains, ce serait l'organisation thermale la plus considérable de l'époque. C'est un grand travail d'appropriation, d'architecture, en même temps que d'exploitation hydrominérale, dont l'exécution se recommande par la plus incontestable utilité. La climatérie et la topographie d'Amélie en font, sans contredit, le seul point de l'empire qui réunisse aussi complétement les éléments et les conditions de succès d'une station thermale sulfureuse permanente.

Nous nous sommes borné jusqu'ici à l'indication de chaque détail, faisant ressortir et caractérisant les plus importants. Si l'on jette sur l'ensemble de cette exposition, qui accuse le rôle utile de l'ingénieur des mines dans les travaux d'amélioration, un coup d'œil synthétique, on remarque qu'elle représente tous les aspects de l'exploitation de nos sources minérales.

Ainsi la collection spéciale (n° 95) de roches de gisement et de produits naturels des eaux minérales, qui est destinée à l'École impériale des mines, y représente ces eaux prises à leur point d'origine.

De même, les modèles de Luchon et d'Ussat, les plans de Plombières, donnent de grands spécimens d'une application toute nouvelle dans l'art des mines, pour la recherche et l'aménagement souterrains des sources minérales.

Les sources, dans leur état naturel, se trouvent représentées dans les exhibitions partielles (n°s 91 à 93 et 100 à 102) et notamment dans la collection n° 96 des types et variétés de nos eaux les plus importantes.

L'appropriation et l'architecture thermales y ont, nous l'avons déjà dit, des spécimens remarquables et très-complets dans les atlas et plans d'Amélie-les-Bains (n° 1764), de Bagnères-de-Bigorre (n° 95), de Baréges (n° 1769), de Luchon (n° 94), de Luxeuil (n° 95), de Marlioz (n° 1766)

et d'Ussat (n° 1765). Nous avons l'espoir
que cette belle collection, répartie entre
les classes 2 et 17, sera l'objet d'une attention particulière. Elle résume, en effet,
à un degré marqué, la période actuelle
de l'appropriation et de la construction
de nos thermes. Elle produit des exemples
dignes d'un examen sérieux. Elle est
l'expression extérieure et intérieure de
l'état actuel de la balnéation moderne,
appropriée à nos besoins, à nos mœurs.
Il y a là le sujet complexe d'une étude
profitable.

L'exploitation des eaux, à son point-de
vue le plus pratique, s'y trouve elle-
même largement représentée. Les expositions Fouquet (1717), Charrière (1712),
Sales–Girons (1715), nous montrent la
collection la plus complète et la plus va-
riée des appareils et engins les plus récents et les plus perfectionnés de l'hy-
drothérapie minérale. Cette collection
caractérise également la période actuelle
de la balnéation

Enfin les recherches de l'esprit, les
progrès des connaissances médicales,
chimiques et hydrologiques, se rappor-

tant aux eaux minérales, trouvent leur
manifestation dans la collection si bien
composée des ouvrages et écrits qui figurent au n° 95 de la 2e classe.

Il est maintenant de notre devoir et de
notre impartialité de dire, et nous ne
serons certainement démenti par per-
sonne, que cette exposition des eaux
minérales françaises, qui montre quelle
place l'exploitation hydrominérale prend
dans notre société, dans les sources de
la richesse publique, est, à quelques
exceptions près, d'une valeur assurément
reconnue, le fait d'un seul. La pensée,
l'organisation, la mise en œuvre, si pé-
niblement élaborées, appartiennent à un
homme dont le nom est attaché désormais aux progrès de l'art balnéaire à
notre époque. Nous n'avons pas besoin
d'écrire son nom pour que l'on recon-
naisse qu'il a imprimé son attache à
presque toutes nos stations thermales,
et qu'il aura été certainement le promo-
teur le plus ardent, le plus actif de notre
hydrologie minérale.

Après ce témoignage mérité, il nous
sera permis d'adresser nos remercîments

à M. le ministre Rouher, qui, dans la splendide exposition des travaux publics (classe 10), a fait aux eaux minérales une part si remarquée. Cela équivaut à une déclaration de l'attention désormais sérieuse que mérite l'hydrologie minérale française et du rôle qu'elle peut remplir parmi les attributions les plus intéressantes du département de l'agriculture, du commerce et des travaux publics.

G. DE L

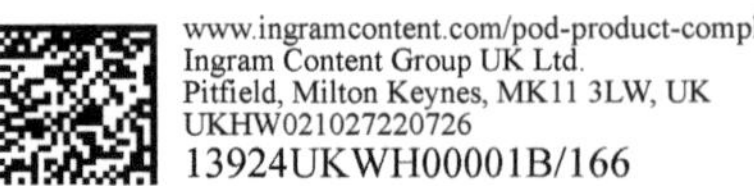
www.ingramcontent.com/pod-product-compliance
Ingram Content Group UK Ltd.
Pitfield, Milton Keynes, MK11 3LW, UK
UKHW021027220726
13924UKWH00001B/166

9 782019 943882